BEI GRIN MACHT SICH IHR WISSEN BEZAHLT

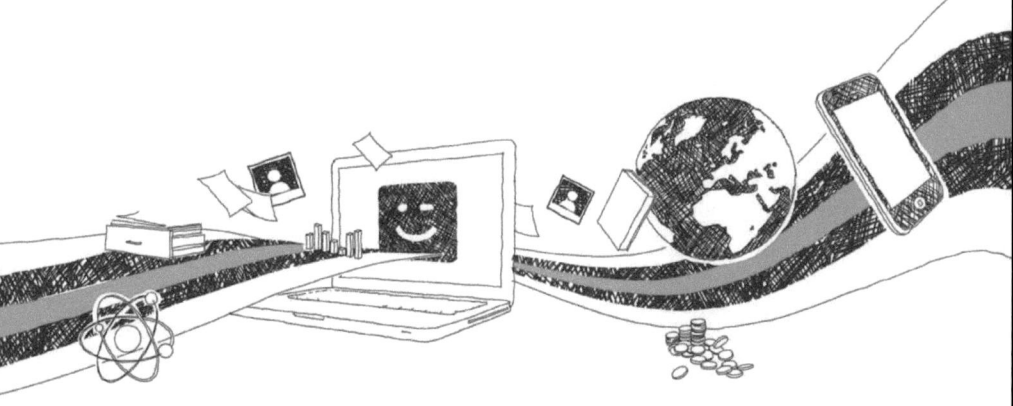

- Wir veröffentlichen Ihre Hausarbeit, Bachelor- und Masterarbeit

- Ihr eigenes eBook und Buch - weltweit in allen wichtigen Shops

- Verdienen Sie an jedem Verkauf

Jetzt bei www.GRIN.com hochladen und kostenlos publizieren

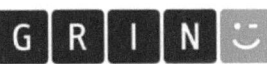

Bibliografische Information der Deutschen Nationalbibliothek:

Die Deutsche Bibliothek verzeichnet diese Publikation in der Deutschen National-
bibliografie; detaillierte bibliografische Daten sind im Internet über http://dnb.d-
nb.de/ abrufbar.

Dieses Werk sowie alle darin enthaltenen einzelnen Beiträge und Abbildungen
sind urheberrechtlich geschützt. Jede Verwertung, die nicht ausdrücklich vom
Urheberrechtsschutz zugelassen ist, bedarf der vorherigen Zustimmung des Verla-
ges. Das gilt insbesondere für Vervielfältigungen, Bearbeitungen, Übersetzungen,
Mikroverfilmungen, Auswertungen durch Datenbanken und für die Einspeicherung
und Verarbeitung in elektronische Systeme. Alle Rechte, auch die des auszugsweisen
Nachdrucks, der fotomechanischen Wiedergabe (einschließlich Mikrokopie) sowie
der Auswertung durch Datenbanken oder ähnliche Einrichtungen, vorbehalten.

Impressum:

Copyright © 2004 GRIN Verlag, Open Publishing GmbH
Druck und Bindung: Books on Demand GmbH, Norderstedt Germany
ISBN: 978-3-656-90559-2

Dieses Buch bei GRIN:

http://www.grin.com/de/e-book/288367/arbeitsorganisation-im-krankenhaus-die-
hierarchiesysteme-in-pflege-und

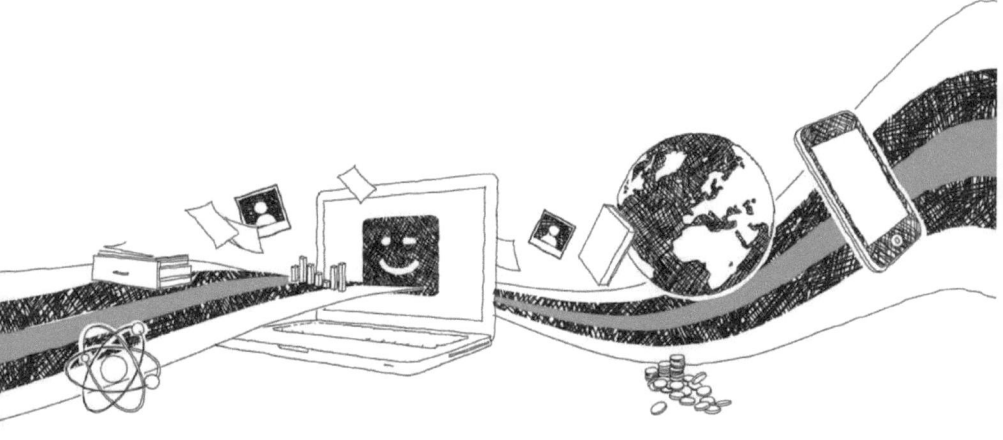
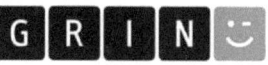

Marcus Eckhardt

Arbeitsorganisation im Krankenhaus. Die Hierarchiesysteme in Pflege und Medizin

GRIN Verlag

GRIN - Your knowledge has value

Der GRIN Verlag publiziert seit 1998 wissenschaftliche Arbeiten von Studenten, Hochschullehrern und anderen Akademikern als eBook und gedrucktes Buch. Die Verlagswebsite www.grin.com ist die ideale Plattform zur Veröffentlichung von Hausarbeiten, Abschlussarbeiten, wissenschaftlichen Aufsätzen, Dissertationen und Fachbüchern.

Besuchen Sie uns im Internet:

http://www.grin.com/

http://www.facebook.com/grincom

http://www.twitter.com/grin_com

Arbeitsorganisation im Krankenhaus

Die Hierarchiesysteme in Pflege und Medizin

Marcus Eckhardt

Inhaltsverzeichnis

1. Einleitung

Das Krankenhaus als Institution stellt eine Einrichtung der personenbezogenen Dienstleistung besonderer Art dar, die den gesellschaftlichen Auftrag der pflegerisch-medizinischen Versorgung und Betreuung der Kranken unter den drei Zielsetzungen Professionalität, Humanität und Wirtschaftlichkeit zu erfüllen hat (vgl. von Engelhardt 1999: S.19). Zur Erfüllung dieser Aufgabe haben sich im Laufe der Zeit drei wesentliche Hauptfunktionskreise (Pflege, Verwaltung und medizinische Versorgung, vgl. Abb.1) im System Krankenhaus herausgebildet, die in direkter und indirekter Weise für die Versorgung und Betreuung der PatientInnen zuständig sind, wobei der medizinische und pflegerische Dienst im Mittelpunkt der patientenbezogenen Dienstleistungen steht. Der Verwaltung als drittes großes Subsystem kommt innerhalb der Organisation Krankenhaus eine herausragende Stellung für die Sicherung der Betriebsabläufe, für die Administration im engeren Sinne und vor allem für die Sicherung der Wirtschaftlichkeit zu. Unterstützt wird der medizinische und pflegerische Bereich zudem durch die Tätigkeiten der übrigen Funktions- und Berufsgruppen[1].

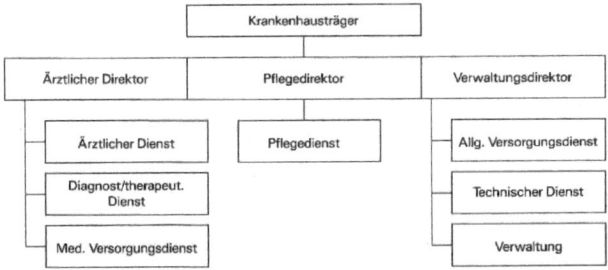

Abb.1: Hauptfunktionskreise im Krankenhaus (vgl. Leuzinger/Luterbach 1994:S.347)

Wie aus der Grafik ersichtlich wird, ist ein spezifisches Merkmal der Krankenhausorganisation die primär berufsständische Gestaltung. Die drei Funktionskreise sind lediglich über die Krankenhausleitung miteinander verbunden, so dass eine Abstimmung der Arbeitsabläufe in der Regel nur über die Spitze der drei Berufsverbände möglich ist. Dies kann als schwerwiegender Nachteil betrachtet werden, da auf Stationsebene, außer der

---

[1] Zu nennen sind hier die med.-techn. Berufe, therapeutische Gesundheitsberufe (Krankengymnastik, Logopädie), Sozialarbeiter, Seelsorger, hauswirtschaftliche und technische Berufe.

ärztlichen Visite[2], keine formalen Gremien der berufsübergreifenden Zusammenarbeit existieren, obwohl einheitliche Leistungen für den Patienten erbracht werden müssen (vgl. Naegler 1992:S.25, Thielhorn 1999:S.108). So schafft die berufsständische Organisation eine bereichsbezogene Leitungsstruktur, bei der die funktionsbezogenen Managementfunktionen für jeden Bereich getrennt voneinander wahrgenommen werden (vgl. Leuzinger/Luterbach 1994:S.348f). Weiterhin hat dieser Umstand zur Folge, dass berufsübergreifende Konflikte deshalb entweder informell ausgetragen oder auf langen Wegen bis zur Ebene der Krankenhausleitung transportiert werden müssen (vgl. Stratmeyer 2002:S.115).

Die Direktoren der drei Hauptfunktionskreise bilden zusammen im Sinne eines Kollegialmodells die Krankenhausleitung. Dabei sind alle Mitglieder gleichgestellt und gleichberechtigt an allen Entscheidungen beteiligt (bei Dissens entscheidet der Krankenhausträger) (vgl. Leuzinger/Luterbach 1994:S.348). Stratmeyer (2002:S.115f) weist allerdings auf die Vormachtsstellung des medizinischen Dienstes im Vergleich zur Pflege hin, da die Medizin im Wesentlichen Struktur- und Taktgeber im Krankenhaus ist:

„Die formal gleiche Stellung der drei Leitungspersonen täuscht über die systemisch wirksamen Machtverhältnisse hinweg. Kernleistung des Krankenhauses war und ist die ärztliche Diagnostik und Therapie (...). Zum Zweck der medizinischen Untersuchung und Behandlung kommen Patienten oder werden eingewiesen (...). Pflege stellt dabei noch immer einen Adnexbereich zur Medizin dar, der erforderlich wird, um ärztliches Handeln vor- und nachzubereiten, sowie Patienten während des Behandlungsprozesses zu begleiten, zu pflegen und zu betreuen"(a.a.O.).

Dies wird zudem durch die Codierung der Patientendiagnosen nach medizinischen und nicht nach pflegerischen Diagnosen (ICD[3], ab 2003 DRG`s[4]) deutlich (a.a.O.) und gibt einen Hinweis auf die ökonomische Relevanz der erbrachten Leistungen. Dieser Umstand legt, laut Stratmeyer (a.a.O.), die Vermutung nahe, dass Pflegeleitungen nur geringe Chancen haben, maßgebliche Veränderungen in der Organisation durchzusetzen.

Unkel (1993, zit. n. Keck/Pröschild 1995:S.31) äußert diesbezüglich, *„dass die Ausbildungsgänge und der Level bei der Ausbildung noch als unbefriedigend angesehen werden kann und dadurch ein intellektuelles und praktisches Ungleichgewicht im Direktorium vorprogrammiert sein kann, (...)"*.

---

[2] Diese ist allerdings stark arztzentriert und bietet keinen entsprechenden Rahmen zur Planung der gemeinsamen Ablaufplanung (vgl. Grahmann/Gutwetter 2002:S.14; v. Engehardt/Hermann 1999:S.43f).
[3] ICD= Internationale Classification of Diagnosis
[4] DRG= Diagnosis Related Groups

4

Zu einem ähnlichen Ergebnis kommen verschiedene Autoren (vgl.Leuzinger/Luterbach 1995:S.348; Keck/Pröschild 1995:S.30), die auf Organisationsebene das Problem der Integration des klinisch (diagnostisch und therapeutisch) selbständigen ärztlichen Dienstes in die Gesamtorganisation sehen. Ihrer Meinung zufolge führen Diagnostik und Therapie innerhalb des Krankenhauses häufig ein „*Eigenleben*" (Leuzinger/Luterbach 1995:S.348).

2. Organisationsstruktur

Organisationsstrukturen im Allgemeinen und Leitungsstrukturen im Besonderen sind Instrumente zur Erreichung der Krankenhausziele. Sie schaffen die formalen Voraussetzungen für eine strukturierte, koordinierte und integrierte Erfüllung der Krankenhausaufgaben. Die jeweilige Art dieser Strukturen schafft die formale Grundlage der Kooperation und Kommunikation unter den als Aufgabenträgern eingesetzten Personen. Die Aufbauorganisation[5] folgt dabei in den allermeisten Fällen den historisch gewachsenen Prinzipien der Aufgaben- und Arbeitsverteilung zwischen den Hauptberufsgruppen, die in der Regel separate Verantwortungsbereiche und Linienstrukturen aufweisen (vgl. Stratmeyer 2002:S.113ff)

Eine traditionelle Organisationsstruktur ist die sogenannte Einlinienorganisationen, die das Krankenhausbild prägt (vgl. Keck/Pröschild 1995:S.43ff) und spezifische Vor- und Nachteile aufweist (vgl. Leuzinger/Luterbach 1994:S.336ff).

3. Hierarchiesystem Pflege

Der Pflegedienst im Krankenhaus ist streng hierarchisch organisiert und weist, für sich betrachtet, die Organisationsform das angesprochene Einliniensystem auf (vgl. Kühnle 2000:S.82; Abb.2). Dabei sind Unterstellungsbeziehung in der Art aufgebaut, dass jeweils nur eine Anweisungslinie zur nachgeordneten Stelle führt, so dass eine Ausführungsstelle nur von einer Instanz Weisungen erhält, dem sog. „*Prinzip der Einheit des Auftragsempfangs*" (Keck/Pröschild 1995:S.43). Dies kommt in dem Organisationsprinzip der Funktionspflege besonders zum Ausdruck.

---

[5] Aufbauorganisation: Struktur von Institutionen oder org. Einheiten und deren Strukturierung, z.B. Gliederung und Koordinierung von Abteilungen, Instanzen, Stellen, Aufgaben- und Kompetenzzuteilung, Bestimmung der Führungsspanne usw. (vgl. Knebel/Schneider 1993, zit. n. Zietschmann 2000:S.44).

Einliniensystem

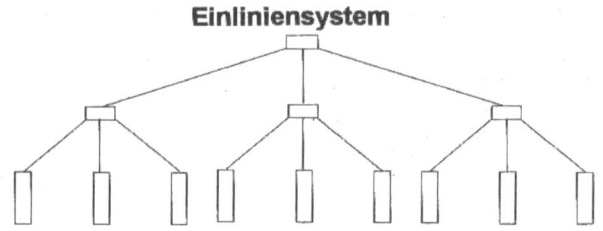

Abb.2: Einliniensystem (vgl. Keck/Pröschild 1995:S.45)

Die gesamte Kommunikation ist streng vertikal organisiert, was die Vorteile bietet, dass es eindeutige, formale Kommunikationswege gibt, Zuständigkeiten, Verantwortung und Kompetenzen klar abzugrenzen sind (vereinfacht die Kontrolle) und die Einheitlichkeit der Entscheidungen durch den Alleinentscheid des Vorgesetzten gewahrt ist. Nachteile dieses Systems sind unter Umständen die quantitative und qualitative Überlastung des Vorgesetzten mit Auswirkungen auf die Entscheidungsqualität, Kommunikationswege werden zu langen Instanzwegen (Bürokratisierung) und Überbetonung der formalen Autorität führt zu geringem Entfaltungsspielraum mit abnehmender Motivation und Arbeitszufriedenheit[6] der unteren Hierarchieebenen (a.a.O.) sowie Rivalität unter den Berufsgruppen (vgl. Grahmann/Gutwetter 2002:S.137ff; Keck/Pröschild 1995:S.43; Leuzinger/Luterbach 1994:S.336).

In Anlehnung an das beschriebene Einliniesystem ergibt sich folgende Leitungspyramide bei der Organisation der Pflegeeinheiten nach Stationen (sprich Funktionspflege) für das Pflegepersonal:

---

[6] Gerade diesen Punkt spricht Grossmann (1993:S.308-310) an. Seiner Meinung nach wird in vielen Sachfragen pflegerische Leitung autoritativ wahrgenommen. In Bezug auf Arbeitsfähigkeit, Motivation, inhaltliche Entwicklung der Arbeit und Personalentwicklung besteht ein Leitungsdefizit.

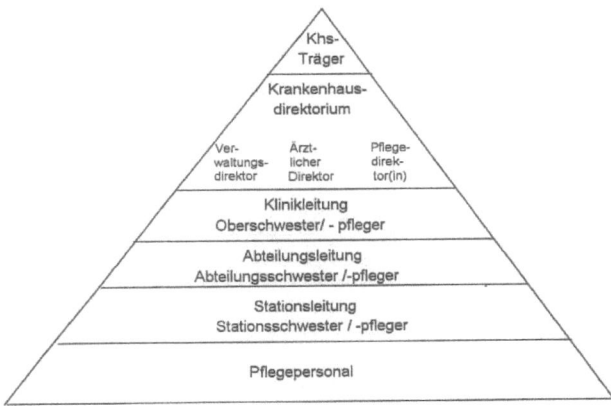

Abb.3: Leitungspyramide bei der Organisation der Pflegeeinheiten nach Stationen (vgl.

Keck/Pröschild 1995:S.47)

Nach Keck und Pröckschild (1995:S.48) ist das Pflegepersonal in dieser Leitungspyramide grundsätzlich in allen Fragen der Krankenpflege dem Pflegemanagement in disziplinarischer Hinsicht unterstellt. Das Tätigkeitsspektrum einer leitenden Krankenschwester (Klinikleitung; Abb. 3) umfasst die Gesamtverantwortung für den Pflegedienst. Dies beinhaltet in erster Linie die Organisation und Überwachung der erforderlichen Pflegestandards, Dienstform und Dienstplangestaltung, Beachtung des Arbeitsschutzes, Pflegedokumentation sowie eine Überwachungs- und Überprüfungspflicht des untergeordneten Personals (vgl. Brenner 1992:S.306f). Unkel (1993, zit. n. Keck/Pröschild 1995:S.30f) erkennt allerdings in dem Aufgabenbereich der Pflegedienstleitung weder eine primär pflegebezogene Managementfunktion, noch beinhaltet dieser den Kontakt zur Basis im Sinne einer „akzeptierten Fachkraft" (a.a.O.):

„Die Pflegedienstleitung hat sich immer stärker zur zweiten Säule der Verwaltung entwickelt. Ihre Aufgaben bestehen zum größten Teil in der Administration und Organisation, wo auch tatsächlich eine enge Zusammenarbeit mit der Verwaltung unumgänglich ist(...). Mit der Dauer ihrer Tätigkeit als Leitung verliert sie direkt proportional ihre ursprüngliche Qualifikation als Krankenschwester- oder pfleger und damit den Kontakt zur Basis. Das wäre kein Negativum für eine echte Managementfunktion, da diese sogar objektiver und effektiver ist, wenn sie nicht durch zuviel fachliches Detailwissen überfrachtet wird. Die Pflegedienstleitung versteht sich aber eben und zuerst als krankenhausinterne berufsständige Vertretung ihres Krankenpflegeberufes, was sie aber nur noch im theoretischen Bereich sein *kann (...). Ihr Input in Entscheidungsprozessen des Direktoriums wird stärker von organisatorischen, verwaltungsadaptierten und berufspolitischen Aspekten bestimmt sein denn von pflegerisch-medizinischen oder gar übergeordneten Managementzielen."* (a.a.O.). Als krankenhausspezifische Besonderheit ist das Weisungsrecht der MedizinerInnen dem Pflegepersonal gegenüber zu sehen.

Dieser berufsübergreifende Umstand hat eine enge Verzahnung der pflegerischen Organisationsstruktur mit dem ärztlichen Sektor zur Folge. Demnach haben Ärzte gegenüber dem Pflegepersonal in allen diagnostisch-therapeutischen Fragen ein Weisungsrecht und nehmen die Gesamtleitung der jeweiligen Struktureinheit wahr (a.a.O.).

4. Funktionspflege

Das Prinzip der Arbeitsteilung im Krankenhaus schlägt sich auch in der Organisation der Pflegetätigkeit nieder und kommt in der Methode der tayloristisch orientierten Funktionspflege zum Ausdruck (vgl. Elkeles 1993:S.115).

Bei der Funktionspflege handelt es sich um eine streng hierarchische, tätigkeitsorientierte Organisationsform, bei der die komplexen Aufgabenbereiche der Pflege in Einzeltätigkeiten (Funktionen) aufgesplittet und entsprechend delegiert werden. Diese Einzeltätigkeiten werden dann jeweils von einer Pflegeperson bei allen Patienten der Station bzw. der Pflegeeinheit durchgeführt. Kennzeichnend für dieses System sind die sogenannten Pflegerunden oder Durchgänge, in denen es zu geübter und routinierter Ausführung sowie vermeintlich schneller Ausführung der Einzeltätigkeit kommen soll (vgl. Schlettig/v.d. Heide 1995:S.68).

Nach Elkeles (1993:S.92) lässt sich das arbeitsorganisatorische Wesen der Funktionspflege folgendermaßen bestimmen. Es gilt:"

- *durch horizontale Arbeitszerlegung und inhaltliche Entmischung möglichst gleichartige Aufgabenelemente herzustellen und*
- *durch vertikale Arbeitsteilung in planende und ausführende Verrichtungen für die Mehrzahl der Beschäftigten den Entscheidungs- und Kontrollspielraum weitgehend zu minimieren"* (a.a.O.).

Diese Form der Arbeitsteilung lässt sich anhand der folgenden Grafik nochmals verdeutlichen:

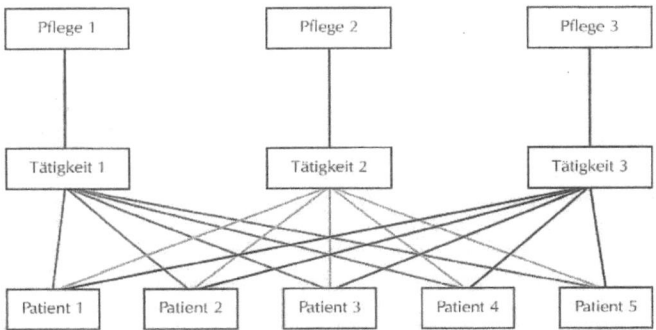

Abb.4: Ablauforganisation[7] der Funktionspflege (vgl. Andraschko 1996:S.6)

Die vertikale Arbeitsteilung der Funktionspflege findet ihren Ausdruck in der hierarchisch-zentralistischen Regelung der sozialen Arbeitsbeziehungen auf Station. Die Stationsleitung nimmt eine zentrale Stellung in der Zuweisung, Kontrolle und Koordination der pflegerischen Tätigkeiten ein (vgl. Abb.5).

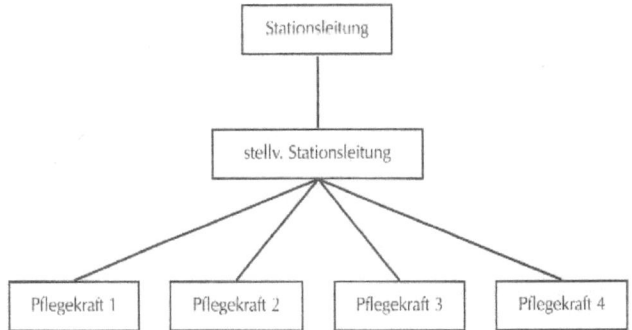

Abb.5: Aufbauorganisation der Pflege im Funktionspflegesystem

(vgl. Andraschko 1996:S.6)

---

[7] Ablauforganisation: die zeitliche, räumliche und mittelbezogene Struktur von Entscheidungs- und Leitungsprozessen in Institutionen oder org. Einheiten und deren Koordinierung von Entscheidungs- und Arbeitsabläufen sowie deren Regulierung u. Optimierung des Kommunikationssystems (vgl. Knebel/Schneider 1993, zit. n. Zietschmann 2000:S.44).

Dies lässt sie zum Mittelpunkt aller im Stationsalltag entstehenden Informationen (von ärztlicher und pflegerischer Seite) werden, was zur Folge hat, dass Kommunikation bzw. Kooperation zwischen Pflegenden und ÄrztInnen über die Schnittstelle Stationsleitung läuft bzw. laufen muss (vgl. Wierz et al. 2000:S.59; Schlettig/v.d. Heide 1995:S.47).

In Bezug auf die Aufbauorganisation (vgl. Abb.5) gilt laut Elkeles (1993:S.66) der Grundsatz: *„Je arztnäher (...) eine Funktion ist, desto höheres Sozialprestige genießt sie (und desto mehr ist sie den in der Stationshierarchie höher gestellten Pflegekräften vorbehalten). Je patientennäher, also potentiell auch 'schmutziger' eine Funktion ist, desto geringer dafür ihr Sozialprestige (...)“* (vgl. auch Thielhorn 1999:S.18).

Somit hat die besondere Stellung der Stationsleitungen laut Stratmeyer (2002:S.134/137) einen sukzessiven Rückzug der Pflegeleitungen aus der Patientenpflege, dem originären Kern pflegerischer Arbeit, zur Folge. Ihm zufolge endet die pflegefachliche Verantwortung in traditionell organisierten Krankenhäusern bereits auf der unteren Führungsebene (Stationsleitung), so dass im Bereich pflegefachlicher Fragen in höheren Hierarchieebenen ein Leitungsvakuum festzustellen ist. Dies führt zu der sogenannten *„Meisterwirtschaft“* (Haug 1997, zit. n. a.a.O.:S.133) mit einer *„Stationsleitung als Meisterin, die gegenüber der Pflegedienstleitung weitgehend autark ist“* (a.a.O.).

Neben den wenigen Vorteilen dieser Pflegeorganisationsform (weniger qualifizierte Aufgaben auf Hilfspersonal zu übertragen und personelle Engpässe kurzfristig zu kompensieren) überwiegen deutlich deren Nachteile auf Mitarbeiter- und Patientenseite, die zur Ineffektivität des Systems führen (vgl. Wierz et al. 2000:S.58f; Schlettig/v.d. Heide1995:S.69ff; Elkeles 1993:S.92ff). Die Funktionspflege, allgemein als überholt (vgl. Schlettig/v.d. Heide 1995:S.68) geltend, ist dennoch als vorwiegend praktiziertes Pflegesystem in Deutschland zu finden (vgl. Görres et al.1997:S.19; Andraschko 1996:S.3; Schlettig/v.d.Heide1995:S.70; Elkeles 1993:S.62), wobei allerdings die Tendenz mittlerweile auch zu Mischformen dergleichen übergeht (vgl. Wierz et al. 2000:S.59).

Elkeles (1993:S.100 in Anlehnung an Marglin 1977 und Bechtle 1980) sieht in seiner Kritik an der Funktionspflege einen weiteren Grund für deren Beharrlichkeit. Seiner Meinung nach entspricht das Konzept der Funktionspflege u.a. den Interessen der betrieblichen Hierarchie, die ein Abbild der *„grundsätzlichen Herrschaftsbeziehungen in unserer Gesellschaft“* (a.a.O.) widerspiegeln und *„der Erhöhung sozialer Kontrolle teilweise mehr Bedeutung beigemessen (wird, Anm.) als dem Glauben an die Effizienz“* (a.a.O.).

5. Hierarchiesystem Medizin

Für den ärztlichen Bereich gilt ebenso nach wie vor die traditionelle, stark hierarchische Einlinienstruktur, die die Möglichkeiten der einfachen Kontrolle bietet. Zuständigkeit, Kompetenz und Verantwortung lassen sich klar abgrenzen und die Kommunikationswege sind eindeutig formal festgelegt. Dies bietet für unerwartete Notfälle die durchaus begründete Norm, dass keine Unsicherheiten über Entscheidungskompetenzen auftreten dürfen, führt aber in generalisierter Form zu einer *„Rigorosität der Unterordnungsverhältnisse"* (Rohde 1974, zit. n. Elkeles 1993:S.22), innerhalb derer das jederzeitige Befolgen von Befehlen erwartet werden kann. Stratmeyer (2002:S.137, in Anlehnung an Grossmann/Heller 1997; Hervorh. i. Orig.) führt an, dass der *„Typus des 'feudalen Leitungsprinzips' mit der Philosophie des 'Kommandierens-Kontrollierens-Korrigierens'"* trotz der, aus heutiger Sicht, begrenzten Erfolgsquote[8] weiterhin für die ärztliche Hierarchie maßgeblich ist.

An oberster Stelle der Leitungspyramide im Krankenhaus steht der Chefarzt, dem eine besondere Position zukommt. Ihm obliegt die Gesamtverantwortung für die Behandlung und Versorgung der Patienten (Chefarztprinzip). Dabei ist der Chefarzt in seinen ärztlichen Entscheidungen unabhängig und nur den rechtlichen Vorschriften und dem Wirtschaftlichkeitsprinzip verpflichtet (vgl. Brenner 1992:S.295). Ferner trägt er die Verantwortung für die Organisation des geordneten Dienstbetriebes, die Zusammenarbeit und den Einsatz des ärztlichen und pflegerischen Dienstes. Zur Erfüllung dieser Aufgabe hat der Chefarzt umfassende Weisungsbefugnisse gegenüber den nachgeordneten Ärzten, dem Krankenpflegepersonal und den anderen Mitarbeitern inne (a.a.O.).

In der Regel umfasst jede medizinische Abteilung unter chefärztlicher Aufsicht folgende Positionen der ärztlichen Leitungspyramide: Oberärzte, Stations- und Assistenzärzte, Ärzte im Praktikum und schließlich Medizinstudenten im praktischen Jahr mit jeweiligen Weisungsbefugnissen gegenüber dem nachgeordneten (medizinischen, pflegerischen und anderem) Personal (Kühnle 2000:S.80).

---

[8] Laut Bullinger et al. (2003 :S.52) ist die Leistungsfähigkeit von Unternehmen mit stark hierarchischen , Strukturen, gemessen an dem jeweils erforderlichen Koordinationsaufwand, als *„äußerst begrenzt"* zu betrachten.

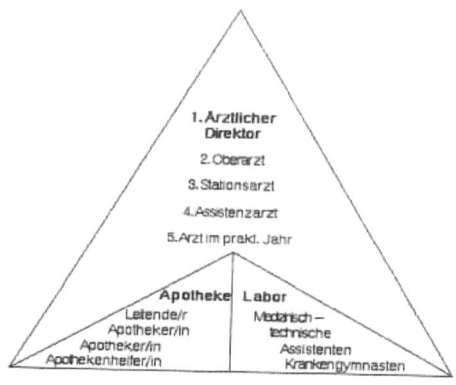

Medizin + Diagnostik

Abb.6 : Leitungsstruktur von Medizin und Diagnostik

(vgl. Schlüter 1992:S.50)

Aus der Gesamtheit der Chefärzte eines Krankenhauses geht der ärztliche Direktor hervor, der üblicherweise als primus inter pares durch seine Kollegen gewählt wird. Sein „nebenamtlicher" Aufgabenbereich liegt in der berufsständische Interessenvertretung und in organisatorischen Verantwortlichkeiten, die er zusätzlich zum klinischen Geschäft als Chefarzt bewältigt (vgl. Kühnle 2000:S:81; Hervorh. M.E.)[9]. Somit ist bis in höchste ärztliche Leitungsstufen der Kontakt zum Patienten gegeben, wohingegen sich die Ausübung pflegerischer Managementaufgaben in höheren Leitungsebenen hauptberuflich und ohne Patientenkontakt vollzieht. Ein weiterer Unterschied in der Leitungsfunktion der beiden Berufe besteht in der Tatsache, dass der fachliche Aufstieg in der Ärzte-Hierarchie unweigerlich leitende Aufgaben impliziert, während in der Pflege-Hierarchie diesbezüglich entsprechende Führungs- oder Ausbildungsqualitäten für eine leitende Stellung gefordert werden (vgl. Stratmeyer 2002:S.115). Dies hat zur Folge, dass *„sich Ärzte immer als Mediziner verstehen – (...) auch dann, wenn sie 'leitende' Ärzte sind, verstehen sie sich als leitende Mediziner"* (Hoefert 1997, zit. n. a.a.O.; Hervorh. i.Orig.).

Die Nachteile des hierarchischen Einliniensystem, die u.a. in Form von Rivalität und Überbetonung der formalen Hierarchie zu Tage treten, äußern sich in der Praxis in zahlreichen Abhängigkeitsverhältnissen (vgl. Kühnle 2000:S.80). Aufgrund des medizinischen Ausbildungskataloges müssen insbesondere Ärzte in der Facharztausbildung

---

[9] Mit wachsenden Managementaufgaben gerät diese Position vor allem in großen Kliniken immer mehr zu einer hauptamtlichen Tätigkeit (vgl. a.a.O.)

bestimmte Praxiserfahrung nachweisen (z.b. Anzahl und Art operativer Eingriffe) und sind damit auf das Wohlwollen und die Förderung der vorgesetzten Ober- und Chefärzte angewiesen. Das hat zur Folge, dass *„die ärztliche Hierarchie oft durch einen dominant-patriarchalischen Führungsstil und adaptives Verhalten der unteren ärztlichen Ebenen gekennzeichnet"* ist (a.a.O.)

6. Kommunikation im Hierarchiesystem Krankenhaus

Die angeführte, stark hierarchische Organisation der beiden Berufe bedingt spezifische Vor- und Nachteile der Kommunikationswege, die sich u.a. in Inhalt und Frequenz der hierarchieübergreifenden Interaktionen widerspiegelt.

Der zeitliche Umfang ärztlich-pflegerischer Kommunikation[10] umfasst in einer Studie von Schmeling-Kludas (1988, zit. n. Herschbach 1991:S.16f) während einer durchschnittlichen ärztlichen acht-Stunden-Schicht lediglich 20 Minuten (ca. 4% der gesamten Arbeitszeit, bei 14 gemeinsam zu betreuenden Patienten). Zu einem ähnlichen Ergebnis kommen Leuzinger und Luterbach (1994:S.234; Abb.7) in ihrer Studie zur interdisziplinären Kommunikation. Sie geben die Häufigkeit pflegerisch-ärztlicher Interaktion[11] mit 4,9% (mündlich) bzw. 2,8% (schriftlich) an.

Die relativ kurze Dauer und geringe Frequenz dieser interdisziplinären Kontakte wird verständlicher, wenn man bedenkt, dass neben der Visite keine formalen Gremien für die stationäre ärztlich-pflegerische Zusammenarbeit existieren. Im typischen Organisationsaufbau sind die Berufsgruppen organisatorisch lediglich über das Gremium der Krankenhausleitung (ärztlicher und pflegerischer Direktor) miteinander verbunden.

---

[10] Kommunikation leitet sich von *„dem lateinischen Wort ´communis´ ab, was bedeutet ´was allen gemeinsam ist"* (Schanz 2002:S.37). Im weiteren wird aber auf eine ausführliche Definition von „Kommunikation" verzichtet, da, wie Dance und Larson berichten (zit. n. Schanz 2002), bereits 1976 126 verschiedene Definitionen vorlagen.

[11] Kommunikation und Interaktion werden nicht systematisch unterschieden. Interaktion betont stärker die soziale Beziehung und liegt eher im Falle der Anwesenheit und wechselseitiger Wahrnehmbarkeit der Beteiligten (face-to-face Situation) vor. Bei Kommunikation tritt vielmehr der Inhalt oder Gegenstand des Austausches in den Vordergrund (vgl. Bohnsack 1998:S.38).

Es kommunizierten	mündlich %	schriftlich %
Die Pflegekräfte untereinander	25,3	19,7
Die Pflegekraft mit dem Patienten	23,3	0,9
Die Pflegekraft mit den Stationshilfen	0,5	
Die Pflegekraft mit dem Arzt	4,9	2,8
Die Pflegekraft mit anderen Bereichen	8	4,6
Die Pflegekraft gemeinsam mit dem Arzt mit anderen Bereichen		8,6
sonstige Kommunikation	1,4	
Total	63,4	36,6

Abb. 7: Verteilung der Interaktion nach Häufigkeit (vgl. Leuzinger/Luterbach 1994:S.234)

Die geringe Anzahl der Kontakte gibt nach Leuzinger/Luterbach (1994:S.371; Abb. 8) einen Hinweis auf die bestehenden Statusunterschiede der Berufsangehörigen, die in „sehr wirksamer Weise die informellen Beziehungen zwischen dem Krankenhauspersonal verschiedenen Ranges einschränken". Höflich (1984:S.179f) kommt in seiner Untersuchung bezogen auf die Häufigkeit der Kontakte zwischen ärztlichem und pflegerischem Dienst zu ähnlichen Ergebnissen. Die Studie belegt, dass ein Arzt dreimal häufiger mit einem anderen Arzt in Beziehung tritt als mit einer Krankenschwester und fast nie mit dem sonstigen Personal. Die Gesprächshäufigkeit der Krankenschwestern untereinander ist mehr als doppelt so hoch mit den anderen Personen und siebenmal häufiger als mit den ÄrztInnen. Leuzinger und Luterbach (1994:S.371) halten es diesbezüglich für möglich, dass sich diese Barrieren auf die Arbeitssituation übertragen.

Im Vergleich ist außerdem eine relativ stärkere Orientierung der Mediziner zu hierarchiehöheren Gruppen und der Pflegenden zu hierarchieniedrigeren Gruppen festzustellen. Unter organisationspsychologischen Gesichtspunkten betrachtet, neigen Inhaber von Machtpositionen umso mehr zur Kommunikation mit hierarchisch höher stehenden Personen, je näher diese zur eigenen Position stehen. Komplementär bestehen somit umso weniger Kontakte zu Personen unterhalb der eigenen Position, je weiter diese entfernt sind (vgl. Schneider 1985:S.154)[12]. Des Weiteren kommunizieren vor allem solche Personen mit höher gestellten Partnern, die hoffen können, selbst einmal eine solche Position zu erreichen. Versuchspersonen ohne Aufstiegschancen investierten vor allem in die Kontakte zu Partnern auf gleichem Niveau (Cohen 1958, zit. n. a.a.O.).

---

[12] Dies wird unter anderem auch in der Dissertation von Mahlzahn (1972:S.37-52) bezüglich des kommunikativen Verhaltens von SchwesternschülerInnen im Krankenhaus bestätigt.

Richtung der beobachteten Interaktionen	Ärzte (N = 228)	Beobachtete Gruppen Krankenschwestern (N = 562)	andere (N = 441)
Interaktionen innerhalb der eignen Gruppe	74,12%	61,57%	61,68%
Mit den verbleibenden Gruppen relativ höheren Status	23,24%[A]	9,43%[C]	1,36%[C]
Mit den verbleibenden Gruppen relativ niederen Status	2,64%[B]	29,00%[B]	36,96%[A]

Die Werte (N) beziehen sich auf die Gesamtzahl aller beobachteten Unterhaltungen, die Mitglieder aller Gruppen einschliessen.

Abb.8: Verteilung der Interaktionen im Krankenhaus (vgl. Leuzinger/Luterbach 1994:S.371)

Leuzinger und Luterbach kommen weiterhin zu dem Schluss, dass der (u.a. durch die hierarchische Position bestimmte) soziale Status, diejenige informale Erscheinung ist, die am stärksten formal beeinflusst ist. Ihrer Meinung nach toleriert das Krankenhaus dieses Statussystem nicht nur, sondern es fördert und erhält es sogar durch betriebliche Maßnahmen (a.a.O.), was einen Hinweis auf die angesprochene Schwerfälligkeit der Krankenhausstrukturen bezüglich Reformansätzen gibt.

Auf der inhaltlichen Ebene wirken sich die hierarchischen Strukturen zudem durch reduzierte Kommunikation mit Informationsbeschränkungen und -blockaden aus:

„Eigentlich selbstverständliche und für eine kooperative Arbeit notwendige Informationen werden je nach Verhalten wie Privilegien vergeben. Das dient dazu die eigene Position gegen Konkurrenz zu behaupten. Indem KollegInnen Wissen und praktische Fähigkeiten vorenthalten wird, verschafft man sich einen Wettbewerbsvorteil und erscheint gegenüber oberen Hierarchieebenen als besonders kompetent. In dieselbe Kategorie fällt die Informationsverdünnung nach oben. Man gibt nur das weiter, was einen in einem günstigen Licht erscheinen lässt oder Anerkennung sichert" (Grahmann/Gutwetter 2002:S.83f).

Dies hat weitreichende Konsequenzen für alle Beteiligten, *„denn je hierarchischer die Strukturen sind, desto größer ist die Konkurrenz in und zwischen Berufsgruppen, desto reduzierter (...), Kooperation und Effizienz"* (Grahmann/Gutwetter 2002:S.14.). Schneider (1985:S.156) kommt zu vergleichbaren Ergebnissen bezüglich der Kommunikation zwischen Hierarchieebenen, die seiner Meinung zur Folge reduziert ist und sich u.a. darin äußert, dass Mitarbeiter weniger aufgabenrelevante Fragen an ihren Vorgesetzten stellen.

Dies hat erhebliche Konsequenzen für die Patientenversorgung, vor allem unter Berücksichtigung des Tatbestandes, dass sich etwa 70% aller Fehler am Arbeitsplatz auf mangelhafte Kommunikation zurückführen lässt (vgl. Kerres 1999:S.99). Höflich (1984:S.185ff) und Leuzinger/Luterbach (1994:S.234) heben hervor, dass das Kommunikationsklima im Krankenhaus wesentliche Rahmenbedingung für den

Genesungsprozesses schafft, da Umfang und Art der berufsübergreifenden Kommunikation erheblichen Einfluss auf die Qualität der Patientenversorgung hat. Große Statusunterschiede wirken dem Autor zufolge einer gemeinschaftlich geteilten und gut koordinierten Information über den Patienten entgegen. Bereits 1962 betonte Evans (zit. n. Höflich 1984:S.188) den Zusammenhang zwischen einem gut funktionierenden Kommunikationssystem, Personalfluktuation und kürzerer Verweildauer der Patienten.

Zusätzlich wird die Kommunikation in hierarchischen Organisationen durch die Interpretation von Ursachen gestört. Kipnis (1972, zit. n. Schneider 1985:S.156f) belegt, dass Vorgesetzte mit vielen Machtmitteln die Leistung ihrer Arbeitsgruppe hauptsächlich sich selbst zuschreiben. Entsprechen besteht die Tendenz die eigenen Mitarbeiter abzuwerten, sich selbst positiver zu sehen und den Kontakt zur Basis zu reduzieren, was sich negativ auf Arbeitsklima und Motivation auswirkt.

Zusammenfassend sehen auch Milch et al. (1999:S.123) in bezug auf Herschbach (1991) in der unangemessenen Kommunikation zwischen Pflegenden und Ärzten einen wesentlichen Belastungsfaktor der interdisziplinären Zusammenarbeit. Dieses Ergebnis lässt sich auch im Zusammenhang mit den Untersuchungen von Bräutigam (1972, zit. n. Schanz 2002:S.37) fundieren, die deutlich anzeigen, dass Kommunikationsdefizite die Zufriedenheit und sogar die Arbeitsleistung der Mitarbeiter beeinträchtigen.

Weitere Informationen zu diesem Thema finden Sie in: „Pflege und Medizin: Interdisziplinäre Zusammenarbeit im Krankenhaus" von Markus Eckhardt.

ISBN: 978-3-638-88441-9

http://www.grin.com/de/e-book/84298/

Literaturverzeichnis (inklusive weiterführender Literatur)

Andraschko, H.-G. (1996): Das System der Bezugspflege. Eine Neuerung, die in der Wirklichkeit wirkt. In: Pflegezeitschrift 12/96. 49. Jahrg..

Antoni, C. H. (2000): Teamarbeit gestalten. Grundlagen, Analysen, Lösungen. Weinheim und Basel: Beltz Verlag

Arnold, M.; Klauber, J.; Schellschmidt, H. (2002): Krankenhaus – Report 2001. Schwerpunkt: Personal. Stuttgart: Schattauer Verlag

Badura, B.; Feuerstein,G.; Schott,T. (Hrsg.) (1993): System Krankenhaus. Arbeit, Technik und Patientenorientierung. Weinheim und München: Juventa Verlag

Badura, B.; Feuerstein, G. (1994): Systemgestaltung im Gesundheitswesen: zur Versorgungskrise der hochtechnisierten Medizin und den Möglichkeiten ihrer Bewältigung. Weinheim, München: Juventa Verlag

Badura, B.; Litsch, M.; Vetter, C. (1999): Fehlzeiten – Report 1999. Psychische Belastung am Arbeitsplatz. Zahlen, Daten, Fakten aus allen Branchen der Wirtschaft. Berlin et al.: Springer Verlag

Badura, B.; Litsch, M.; Vetter, C. (2000): Fehlzeiten – Report 2000. Zahlen, Daten, Fakten aus allen Branchen der Wirtschaft. Zukünftige Arbeitswelten: Gesundheitsschutz und Gesundheitsmanagement. Berlin et al.: Springer Verlag

Bals, T. (1997): Schulsystem. In: Bundesausschuss der Länderarbeitsgemeinschaften der Lehrerinnen und Lehrer für Pflegeberufe (Hrsg). Stuttgart, New York: Thieme Verlag

Bammé, A.; Holling, E.; Lempert, W. (1983): Berufliche Sozialisation: ein einführender Studientext. 1. Aufl.. München: Hueber Verlag

Becker, B. (1998): Erfahrungsbericht: Kooperation auf der Stationsebene aus Sicht einer projektbeteiligten Ärztin. In: Henning, K.; Isenhardt, I., Flock, C. (Hrsg.): Kooperation im Krankenhaus: Strukturwandel, Kostendruck, Qualitätsansprüche; mit Handlungsempfehlungen für Reorganisationsprozesse im Krankhäusern. Bern, Göttingen, Toronto, Seattle: Huber Verl.

Berne, E. (2001a): Die Transaktionsanalyse in der Psychotherapie. Eine systematische Individual- und Sozial-Psychiatrie. Paderborn: Junfermann Verlag

Berne, E. (2001b):Was sagen Sie, nachdem Sie <Guten Tag> gesagt haben? Psychologie des menschlichen Verhaltens. 17. Auflage. Frankfurt a.M.: Fischer Taschenbuch Verlag

Berne, E. Dr. med.(1967): Spiele der Erwachsenen. Psychologie der menschlichen Beziehungen. Reinbeck bei Hamburg: Rowohlt Verlag

Bierhoff, H.W.; Müller, G.F (1993).: Kooperation in Organisationen. In: Zeitschrift für Arbeits- und Organisationspsychologie. Ausgabe 37 (N.F.11) 2. Seite 41 52

Bierich, J. R. (1994): Arzt und Kranker. Wandlungen des Menschenbildes in der Medizin. In: Rudolph, G. (Hrsg.): Medizin und Menschenbild. Eine selbstkritische Bestandsaufnahme. Tübingen: Attempto Verlag

Bischoff, S. (1994): Ziele wissenschaftlicher Lehrerausbildung in der Pflege – Lehrerausbildung und Pflegewissenschaft. In: Public Health und Pflege. Zwei neue gesundheitswissenschaftliche Disziplinen. Schaeffer, D.; Moers, M.; Rosenbrock, R. (Hrsg.). Berlin: Ed. Sigma

Bohnsack, R. (1998): Interaktion und Kommunikation. In: Einführung in die Hauptbegriffe der Soziologie. Korte, H./Schäfers, B., (Hrsg.). 4. verbesserte und aktualisierte Auflage. Opladen: Leske und Budrich Verl.

Böhme, G. (1998): Einführung in die Philosophie. Frankfurt a. Main: Suhrkamp Verlag

Brenner, G. (1992): Rechtskunde für das Krankenpflegepersonal einschließlich des Altenpflegepersonals und anderer Berufe im Gesundheitswesen: Lehrbuch und Nachschlagewerk für die Praxis. 5. neubearb. u. erw. Auflage. Stuttgart, New York: G. Fischer Verlag

Breymann, R.; Schahn, K. (1992): Psychische Belastungen in der stationären Krankenpflege. Reihe Projekt Band 5. Weiterbildungsstudium Arbeitswissenschaft. Universität Hannover (Hrsg.): Eigenverlag

Brumlik, M. (1973):Der symbolische Interaktionismus und seine pädagogische Bedeutung. Versuch einer systematischen Rekonstruktion. Frankfurt a. M.: Fischer Taschenbuch Verlag

Brünner, G. (1997): Fachsprache, berufliche Kommunikation und Professionalisierung der Pflege. In: Zegelin, A. (Hrsg.): Sprache und Pflege. Berlin, Wiesbaden: Ullstein Mosby

Bullinger,H.-J. et al.(Hrsg.) (2003) : Neue Organisationsformen im Unternehmen. Ein Handbuch für das moderne Management. 2., neu bearbeitete und erweiterte Auflage. Berlin, Heidelberg, New York: Springer Verlag

Burchgart, J. (1996): Lasst Taten sprechen. In: Pflegezeitschrift. 49. Jg., Heft 11. Stuttgart: Kohlhammer. Beilage S. 6-10

Burger, A.; Seidenspinner, G. (1979): Berufliche Ausbildung als Sozialisationsprozess. München: Juventa Verlag

Bürki, C. O. (1997): Pflegesprache – gibt es sie? In: Zegelin, A. (Hrsg.): Sprache und Pflege. Berlin, Wiesbaden: Ullstein Mosby

Büssing, A. (1993): Analyse von Qualifikationsanforderungen in der Krankenpflege. In: Badura, B.; Feuerstein, G.; Schott, T.: System Krankenhaus. Arbeit, Technik und Patientenorientierung. Weinheim und München: Juventa Verlag

Büssing, A. (1997): Neue Entwicklungen in der Krankenpflege. Reorganisation von der funktionalen zur ganzheitlichen Pflege. In: Büssing, A. (Hrsg.): Von der funktionalen zur ganzheitlichen Pflege. Reorganisation von Dienstleistungen im Krankenhaus. Göttingen: Verlag für angewandte Psychologie

Cassier-Woidasky, A.-K. (1997): Kooperation und Interprofessionalität. In: Jahrbuch der Pflege– und Gesundheitsfachberufe 1997. Beier, J. et al. (Hrsg.). 1. Auflage. Reinbek: Verlag für Medizin und Technik

Cohn, R. C. (1992): Von der Psychoanalyse zur Themenzentrierten Interaktion. 10. Aufl. Stuttgart: Klett Verlag

Darmann, I. (2000): Kommunikative Kompetenz in der Pflege: ein pflegedidaktisches Konzept auf der Basis einer qualitativen Analyse der pflegerischen Kommunikation. 1. Auflage. Berlin, Köln: Kohlhammer Verlag

Dorfmeister, G. (1999): Pflegemanagement. Personalmanagement im Kontext der Betriebsorganisation von Spitals- und Gesundheitseinrichtungen. Theoretische Grundlagen und Beispiele aus der Praxis. Wien; München; Bern: W. Maudrich Verlag

Duden (1997): Das Fremdwörterbuch. Bd. 5. Mannheim, Leipzig, Wien, Zürich: Dudenverl.

Elkeles, T. (1993): Arbeitsorganisation in der Krankenpflege: zur Kritik der Funktionspflege. 4 Aufl.. Frankfurt a. Main: Mabuse Verlag

Engelhardt, M. von; Hermann C. (1999): Humanisierung im Krankenhaus: empirische Befunde zur Professionalisierung der Patientenversorgung. Weinheim; München: Juventa Verlag

Feuerstein, G. (1993): Systemintegration und Versorgungsqualität. In: Badura, B.; Feuerstein,G.; Schott,T. (Hrsg.): System Krankenhaus. Arbeit, Technik und Patientenorientierung. Weinheim und München: Juventa Verlag

Feuerstein, G. (1994): Schnittstellen im Gesundheitswesen. In: Badura, B.; Feuerstein, G.: Systemgestaltung im Gesundheitswesen: zur Versorgungskrise der hochtechnisierten Medizin und den Möglichkeiten ihrer Bewältigung. Weinheim, München: Juventa Verlag

Galuschka, L. et al. (1994): Die Zukunft braucht Pflege. Eine qualitative Studie über die Belastungswahrnehmung beim Pflegepersonal.2. Auflage. Frankfurt a. Main: Mabuse Verlag

Garms-Homolovà, V.; Schaeffer, D. (Hrsg.) (1998): Medizin und Pflege. Kooperation in der ambulanten Versorgung. Wiesbaden: Ullstein Medical

Gaus, U.; Huber, J., Stöcker,G. (1997): Pflegerische Qualifikationskerne. In: Bundesausschuss der Länderarbeitsgemeinschaften der Lehrerinnen und Lehrer für Pflegeberufe (Hrsg.): Bildung und Pflege. Stuttgart; New York: Thieme Verlag

Geißler, K. A. (2000): Lernen, lernen, lernen. Über die Zukunft der Bildung. In: Erwachsenenbildung (EB). Heft 2. S.52-56.

Geißner, U. (1997): So ist es nicht gemeint! – Fachjargon der Pflegenden. In: Zegelin, A. (Hrsg.): Sprache und Pflege. Berlin, Wiesbaden: Ullstein Mosby

Gerlach, A. (2001): Interdisziplinäre Zusammenarbeit am Krankenbett?! Häretische Thesen und kritische Überlegungen. In: Hochschulforum Pflege. 5. Jg., Nr. 1. Institut für Pflegewissenschaft der Universität Witten/Herdecke (Hrsg.)

Görres, S. ;Luckey, K.; Stappenbeck, J. (1997): Qualitätszirkel in der Alten- und Krankenpflege. Evaluationsstudie. Bern; Göttingen; Toronto, Seattle: Huber Verlag

Grahmann, R.; Gutwetter, A. (2002): Konflikte im Krankenhaus: ihre Ursachen und ihre Bewältigung im pflegerischen und ärztlichen Bereich. 2., überarb. Aufl.. Bern; Göttingen; Toronto; Seattle: Huber Verlag

Grossmann, R. (1993): Leitungsfunktionen und Organisationsentwicklung im Krankenhaus. In: Badura, B.; Feuerstein,G.; Schott,T. (Hrsg.), (1993): System Krankenhaus. Arbeit, Technik und Patientenorientierung. Weinheim und München: Juventa Verlag

Gutmark, J. (1994): Zwischenmenschliche Kommunikation. In: Gros, E. (Hrsg.): Anwendungsbezogene Arbeits-, Betriebs- und Organisationspsychologie. Eine Einführung. Göttingen: Verlag für Angewandte Psychologie

Hagehülsmann, U. (1992): Transaktionsanalyse. Wie geht denn das? Transaktionsanalyse in Aktion. Paderborn: Junfermann Verlag

Henning, K.; Isenhardt, I., Flock, C. (Hrsg.) (1998): Kooperation im Krankenhaus: Strukturwandel, Kostendruck, Qualitätsansprüche; mit Handlungsempfehlungen für Reorganisationsprozesse im Krankhäusern. Bern, Göttingen, Toronto, Seattle: Huber Verl.

Herschbach, P. (1991): Psychische Belastungen von Ärzten und Krankenpflegekräften. Weinheim, Basel (Schweiz); Cambridge; New York: Ed. Medizin, VCH

Hof, C. (2002): (Wie) lassen sich soziale Kompetenzen bewerten? In: Clement, U.; Arnold, R. (Hrsg.): Kompetenzentwicklung in der beruflichen Bildung. Schriften der Deutschen Gesellschaft für Erziehungswissenschaft (DGfE). Opladen: Leske und Budrich

Hoefert, H.-W. (1997): Berufliche Sozialisation und Zusammenarbeit im Krankenhaus. In: Ders.(Hrsg.): Führen und Management im Krankenhaus. Göttingen u.a.: Hogrefe Verlag

Hofmann, I. (2001): Schwierigkeiten im Dialog zwischen ärztlichem und pflegerischem Kollegium. In: Pflege 2001. Heft 14, S. 207-213

Höflich, J.R. (1984): Kommunikation im Krankenhaus. Aspekte zwischenmenschlicher Beziehungen im pflegerischen Bereich. Dissertation Universität Augsburg: Maro Verlag

Höhmann, U. et al. (1998): Qualität durch Kooperation. Gesundheitsdienste in der Vernetzung. Frankfurt a. Main: Mabuse Verlag

Hurrelmann, K. (1990): Einführung in die Sozialisationstheorie. Über den Zusammenhang von Sozialstruktur und Persönlichkeit. 3. Aufl.. Weinheim, Basel

Igl, G. (1998): Öffentlich-rechtliche Grundlagen für das Berufsfeld Pflege im Hinblick auf vorbehaltene Aufgabenbereiche. Arbeitsgemeinschaft Deutscher Schwesternverbände und Pflegeorganisationen u.a. (Hrsg.). Göttingen: Druckhaus Göttingen

Isenhardt, , I; Grobe, J. (1998): Kommunikations- und Kooperationsstrukturen. In: Henning, K.; Isenhardt, I., Flock, C. (Hrsg.): Kooperation im Krankenhaus: Strukturwandel, Kostendruck, Qualitätsansprüche; mit Handlungsempfehlungen für Reorganisationsprozesse im Krankhäusern. Bern, Göttingen, Toronto, Seattle: Huber Verl.

Käppeli, S.(2001): Pflegewissenschaft im Kontext der Medizin. Verbindendes und Trennendes der beiden Disziplinen. In: Hochschulforum Pflege. 5. Jg., Nr. 1. Institut für Pflegewissenschaft der Universität Witten/Herdecke (Hrsg.)

Kassel, H. (1978): Rollentheorie und Symbolischer Interaktionismus im Spannungsfeld von Subjektivität und Objektivität. Stuttgart: Hochschulverlag

Keck, A., Pröschild, L. (1995): Grundlagen des Pflegemanagements im Krankenhaus. 2. überarbeitete Auflage. Hagen: Brigitte Kunz Verlag

Kerres, A. (1999): Kommunikationssysteme im Pflegemanagement. In: Kerres, A.; Falk, J.; Seeberger, B. (Hrsg.): Lehrbuch Pflegemanagement. Berlin, Heidelberg, ...: Springer Verlag

21

Kirchner, J. (2002): Aufgaben und Perspektiven der Pflege. In: Arnold; Klauber; Schellschmidt (2002): Krankenhaus – Report 2001. Schwerpunkt: Personal. Stuttgart: Schattauer Verlag

Klafki, W. (1994): Neue Studien zur Bildungstheorie und Didaktik. Weinheim et al.: Beltz Verlag

Klippert, H. (2000): Kommunikationstraining. Übungsbausteine für den Unterricht II. 7., neu ausgestattete Auflage. Weinheim und Basel: Beltz Verlag

Kühne-Ponesch, S. (Hrsg.) (2000): Pflegeforschung aus der Praxis für die Praxis. Band 2: Pflegearbeit: eine wissenschaftliche Herausforderung. Wien: Facultas-Univ.-Verl.

Kühnle, S. (2000): Lernende Organisationen im Gesundheitswesen: Erfolgsfaktoren von Veränderungsprozessen. 1. Auflage – Wiesbaden: Dt. Univ.- Verl.; Wiesbaden: Gabler, 2000

Kurtenbach, H.; Golombek,G.; Siebers,H. (1994): Krankenpflegegesetz mit Ausbildungs- und Prüfungsverordnung für die Berufe in der Krankenpflege. 4. Auflage. Stuttgart, Berlin, Köln: Kohlhammer Verlag

Leuzinger, A.; Luterbacher, T.(1994): Mitarbeiterführung im Krankenhaus. Spital, Klinik und Heim. 2., vollst. überarb. Auflage. Bern, Göttingen, Toronto, Seattle: Verlag Hans Huber

Maanen, v. H. (1998): Planung der ambulanten Pflege 2000. Eine Herausforderung für die Kooperation zwischen Pflegenden, ÄrztInnen und anderen Berufsgruppen. In: Garms-Homolová, V.; Schaeffer, D. (Hrsg.) (1998): Medizin und Pflege. Kooperation in der ambulanten Versorgung. Wiesbaden: Ullstein Medical

Maas, H.-J. (1997): Kein „arztfreier Raum" in der Krankenpflege. In: Das Krankenhaus. Ausgabe 1/1997. Seite:27-28

Mahlzahn, P. (1972): Die Krankenschwester: Kommunikation und Aspekte stereotyper Systeme im Krankenhaus. Ein empirischer Beitrag der Sozialpsychologie in der Medizin. Inaugural-Dissertation zur Erlangung der Doktorwürde der Fakultät für Theoretische Medizin der Universität Ulm (MNH). Bibliothek Universität Bremen: Archivbestand DH 0353

Markward, R.; Münch, G. (1994): Zur Geschichte der Krankenpflege. In: Münch, G.; Reitz, J. (Hrsg.): Lehrbuch für Krankenpflege: ein prinzip- und praxisorientiertes Arbeitsbuch. Berlin; New York: de Gruyter

Marr, R. (1992): Kooperationsmanagement. In E. Gaugler u. W. Weber (Hrsg.): Handwörterbuch des Personalwesens. Bd. 5, Stuttgart: Poeschel Verlag

Matzdorf, P. (1993): Das „TZI-Haus". Zur praxisnahen Grundlegung eines pädagogischen Handlungssystems. In: Cohn, R./Terfurth, C. (Hrsg.) (1993): Lebendiges Lehren und Lernen. Stuttgart: Klett-Cotta Verlag

Meyer,C.(1996):Die Veränderung der Arbeitssituation in der Krankenpflege: Interesse und Bereitschaft Pflegender zur Mitgestaltung. Frankfurt a. Main: Mabuse Verlag

Milch, W. et al. (1999) : Kooperation und Arbeitszufriedenheit im pflegerisch-ärztlichen Team. In: Psychiatrische Praxis 26, S. 122-127. Stuttgart, New York: Georg Thieme Verlag

Miller, R. (1998): Beziehungsdidaktik. 2. Aufl.. Weinheim und Basel: Beltz Verlag

Müller, B.; Münch, E.; Badura, B. (1997): Gesundheitsförderliche Organisationsgestaltung im Krankenhaus. Entwicklung und Evaluation von Gesundheitszirkeln als Beteiligungs- und Interventionsmodell. Weinheim und München: Juventa Verlag

Murrhardter Kreis (1995): Das Arztbild der Zukunft: Analysen zukünftiger Anforderungen an den Arzt; Konsequenzen für die Ausbildung und Wege zu ihrer Reform. Arbeitskreis Medizinerausbildung der Robert Bosch Stiftung, Gerlingen: Bleicher

Naegler, H. (1992): Struktur und Organisation des Krankenhaus-Managements unter besonderer Berücksichtigung der Abgrenzung zwischen Krankenhausträger und Krankenhaus-Direktorium. Ergebnis einer empirischen Untersuchung. Frankfurt a. M. u.a.: Peter Lang Verlag

Orendi, B. (1993):Veränderungen in der Arbeitssituation im Krankenhaus: Systemisch denken und handeln. In: Badura, B.; Feuerstein,G.; Schott,T. (Hrsg.): System Krankenhaus. Arbeit, Technik und Patientenorientierung. Weinheim und München: Juventa Verlag

Otte, R. (1994): Menschenbilder in der Pflege und Medizin – was bedeuten sie im Alltag ? In: Meier (Hrsg.): Menschenbilder. Philosophie im Krankenhaus. Hildesheim et al.: Olms Verlag

Pape, R.(1998): Interprofessionelle Kooperation unter gleichberechtigten Partnern ist obligat. In: Pflegezeitschrift 5 / 98; S.: 370- 374

Pätzold, G. (1996): Lehrmethoden in der beruflichen Bildung. 2. Auflage. Heidelberg: SauerVerl.

Ravens, Tobias (2003):Wissenschaftlich mit Word arbeiten. München: Pearson Studium

Robert Bosch Stiftung (Hrsg.) (2000a): Pflege neu denken. Zur Zukunft der Pflegeausbildung. Stuttgart, New York: Schattauer Verl.

Robert Bosch Stiftung (Hrsg.) (2000b): Pflege braucht Eliten. Denkschrift der Kommission der Robert-Bosch-Stiftung zur Hochschulausbildung für Lehr- und Leitungskräfte in der Pflege; mit systematischer Begründung und Materialien. 6. Aufl.. Gerlingen: Bleicher Verl.

Rosenow, C.; Steinberg, A. (2002): Statistische Krankenhausdaten: Grund- und Kostendaten der Krankenhäuser. In: Krankenhaus Report 2001. Schwerpunkt: Krankenhaus im Wettbewerb. Arnold, M., Klauber, J., Schellschmidt, H..Stuttgart, New York: Schattauer Verlag

Rosenstiel, L. v. (1993): Kommunikation und Führung in Arbeitsgruppen. In: H. Schuler (Hrsg.): Lehrbuch der Organisationspsychologie. S. 321-353. Bern: Huber Verlag

Schanz, B. (2002): Kommunikation im Team der Psychiatrie. In: Psych. Pflege. Heft 8. S.37-41.

Schaper, H.-P. (1987): Krankenwartung und Krankenpflege. Tendenzen der Verberuflichung in der ersten Hälfte des 19. Jahrhunderts. Opladen: Leske Verlag

Scheller, I. (1981): Erfahrungsbezogener Unterricht. Königsstein/Ts.: Scriptor

Scheller, I. (1986): Szenisches Spiel. In: Ott, T. et al.: Stichwort: Lernbereich Ästhetik. In: Haller, H.-D.; Meyer, H. (Hrsg.): Ziele und Inhalte der Erziehung und des Unterrichts. Band 3 der Enzyklopädie Erziehungswissenschaft. Stuttgart: Klett-Cotta.

Schewior – Popp, S. (1994): Krankengymnastik und Ergotherapie: Eine exemplarische Studie zur Entwicklung von Professionalisierungsprozessen und Ausbildung in den Berufen des Gesundheitswesen. 1. Auflage. Idstein: Schulz-Kirchner Verlag

Schlegel, L. (1987): Die Transaktionale Analyse. Ein kritisches Lehrbuch und Nachschlagewerk. 3. völlig neu überarbeitete und erweiterte Auflage. Tübingen: Francke Verlag

Schlettig, H.-J.; v. d. Heide, U. (1995): Bezugspflege. 2. korrigierte Auflage. Berlin, Heidelberg, New York et al.: Springer Verlag

Schlüter, G. (1992): Berufliche Belastungen in der Krankenpflege. Eine empirische Untersuchung. Melsungen: Bibliomed

Schmidbauer, W. (1985): Nachgedanken zum Helfersyndrom. In: Keupp, H. et al. (Hrsg.): Im Schatten der Wende. Tübingen: Deutsche Gesellschaft für Verhaltenstherapie

Schneider, H.-D. (1985): Kommunikation in Organisationen. In: Organisationspsychologie und Unternehmenspraxis: Perspektiven der Kooperation. Schuler, H.; Stehle, W. (Hrsg.). Stuttgart: Verlag für angewandte Psychologie

Schulte-Sasse, Dr. H. (1997): Kooperation zwischen Ärzten und Pflegenden. In: Das Krankenhaus. Ausgabe 1/1997, S. 26-27.

Schwarz-Govaers, R. (1997): Zur Entwicklung von pflegerischen Schlüsselqualifikationen – eine Herausforderung für das Krankenhausmanagement. In: Hoefert, H.-W.(Hrsg.)(1997): Führung und Management im Krankenhaus. Göttingen; Stuttgart: Verlag für angewandte Psychologie

Schweitzer, J. (1998): Gelingende Kooperation. Systemische Weiterbildung in Gesundheits- und Sozialberufen. Weinheim, München: Juventa Verlag

Sciborski, C. (2001): Kommunikative Kompetenzen des Pflegepersonals. In: Die Schwester/Der Pfleger. 40. Jahrg. 3/01. S. 239-244

Seiffert, H. (1996): Einführung in die Wissenschaftstheorie II. München: Beck Verlag

Seyfried, B.; Bundesinstitut für Berufsbildung, Der Generalsekretär (Hrsg),(1995): „Stolperstein" Sozialkompetenz: was mach es so schwierig, sie zu erfassen, zu fördern und zu beurteilen?. Bielefeld: Bertelsmann Verl.

Siebolds, M.; Weidner, F. (1998): Interprofessionalität und Qualität. Probleme und Perspektiven der Kooperation zwischen Medizin und Pflege. In: Dr. med. Mabuse 115. Heft 9/10. S. 44-49

Sieger, M. (Hrsg.) (2001): Pflegepädagogik: Handbuch zur pflegeberuflichen Bildung. 1. Aufl.. Bern, Göttingen, u.a.: Huber Verl.

Siegrist, J. (1988): Medizinische Soziologie. 4. völlig neu bearbeitete Auflage. München, Wien, Baltimore: Urban und Schwarzenberg

Signer, M. B. (2000) : Aneinander vorbeireden kann die Gesundheit gefährden. In: Krankenpflege 12. Soins infirmiers. S. 10-13

Singel, R. (1994): Eine/r für alles- berufliche Sozialisationsprozesse der Schüler in der Krankenpflegeausbildung. In: Bals, T.: Was Florence noch nicht ahnen konnte. Neue Herausforderungen an die berufliche Qualifizierung in der Pflege. Melsungen: Bibliomed

Sitzmann, F. (1997): Mit wachen Sinne auf Sprachhygiene achten – Elemente einer Sprachkultur in Pflege, Medizin Gesellschaft. In: Zegelin, A. (Hrsg.): Sprache und Pflege. Berlin, Wiesbaden: Ullstein Mosby

Sloane, P.F.E. (2000): Lernfelder und Unterrichtsgestaltung. In: Die berufsbildende Schule (BbSch). Jahrg. 52.Heft 3. S.79-85

Spieß, E. (1996): Kooperatives Handeln im Unternehmen: Theoriestränge und empirische Studien. München, Mering: Hampp Verlag

Statistisches Bundesamt (2000): Gesundheitswesen: Fachserie 12. Reihe 6.1 Grunddaten der Krankenhäuser und Vorsorge- oder Rehabilitationseinrichtungen. Wiesbaden: Metzler Poeschel

Stratmeyer, Peter (2002): Das patientenorientierte Krankenhaus. Eine Einführung in das System Krankenhaus und die Perspektiven für die Kooperation zwischen Pflege und Medizin. Grundlagentexte Pflegewissenschaft. Weinheim und München: Juventa Verlag

Thielhorn, U. (1999): Zum Verhältnis von Pflege und Medizin. Bestandsaufnahmen und Handlungsalternativen. 1. Aufl.. Stuttgart, Berlin, Köln: Kohlhammer Verlag

Thimm, C. (1997): Sprache und Pflege – Überlegungen aus der Sicht der linguistischen Frauenforschung. In: Zegelin, A. (Hrsg.): Sprache und Pflege. Berlin, Wiesbaden: Ullstein Mosby

Ulsenheimer, K. (1997): Neue Wege zur Organisation der Verantwortungsbereiche ärztlicher und pflegerischer Tätigkeiten. In: Das Krankenhaus. Ausgabe 1/97. Seite 22- 26

Wanner, B. (1993): Lehrer zweiter Klasse?. Historische Begründung und Perspektiven der Qualifizierung von Lehrerinnen und Lehrern der Pflege. Frankfurt/M..; Berlin; New York: Peter Lang

Weber, P.; Fehr, J.; Laga, G. (1997): Professionalisierung der Pflegeberufe: Einstellungen und Einschätzungen von Pflegekräften zur Situation und zukünftigen Entwicklung im Berufsfeld. In: Fehr, J.; Laga, G.(Hrsg.): Beiträge zur Professionalisierung der Pflegeberufe. Reihe: Theorie und Praxis. Bd. 66. Hannover: Universität Hannover

Wegenast, W. (Hrsg.) (1995): Auf kranken Stationen Kranke pflegen? Wege aus der klinischen Krise. Tübingen: Altempo Verlag

Weidmann, R. (1996): Rituale im Krankenhaus. 2. Auflage. Berlin, Wiesbaden: Ullstein Mosby Verlag

Weidner, F. (1995): Professionelle Pflegepraxis und Gesundheitsförderung. Eine empirische Untersuchung über Voraussetzungen und Perspektiven des beruflichen Handelns in der Krankenpflege. Frankfurt a. Main: Mabuse Verlag

Wierz, V.; Schwarz, A.; Gervink, S. (2000): Qualität in der Pflege. Beispiele aus der Praxis. Stuttgart, Berlin, Köln: Kohlhammer Verlag

Wilhelm, J.; Balzer,E. (1989): Intensivpflege zwischen Patient und Medizin – Soziologische Untersuchung zum Verhältnis von Pflegenden und Ärzten auf Intensivstationen. In: Deppe, H.-G.; Friedrich, H.; Müller, R. (Hrsg.): Das Krankenhaus: Kosten, Technik oder humane Versorgung. Frankfurt/Main; New York: Campus Verlag

Wittneben, K. (1998): Pflegekonzepte in der Weiterbildung zur Pflegelehrkraft: über Voraussetzungen und Perspektiven einer kritisch-konstruktiven Didaktik der Krankenpflege. 4., überarb. Auflage. Frankfurt a. M. u.a.: Peter Lang Verlag

Wolff, S.(1999): Organisationswissenschaftliche Grundlagen: Das Krankenhaus als Organisation. In: Pelikan, J.M.; Wolff, S. (Hrsg.): Das gesundheitsfördernde Krankenhaus: Konzepte und Beispiele zur Entwicklung einer lernenden Organisation. Weinheim; München: Juventa Verlag

Wunderer, R. (1987a): Kooperative Führung. In: A. Kieser, G. Reber u. R. Wunderer (Hrsg.): Enzyklopädie der Betriebswirtschaftslehre – Band 10: Handwörterbuch der Führung. Stuttgart: Poeschel Verlag

Wunderer, R. (1993): Führung und Zusammenarbeit: Beiträge zu einer Führungslehre. Stuttgart: Schaeffer-Poeschel Verlag.

Wunderer, R. u. Grunwald, W. (1980): Kooperative Führung (Band 2). Berlin: de Gruyter Verlag

Zietschmann, H. (2000): Konflikte am Arbeitsplatz Pflege. Leitfaden aus der Praxis für die Praxis. Stuttgart, New York: Schattauer Verlag

Internetadressen:

www.dbfk.de (2003)

www.dak-bgw.de (2000): Gesundheitsreport Krankenpflege

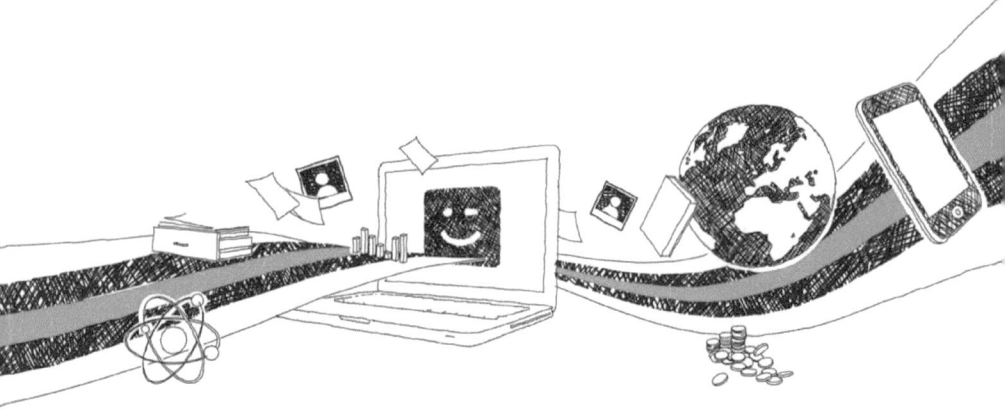
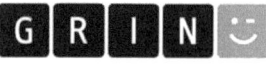